主审：周 梁　主编：张 明　徐 静　吴建芳

ENT 护理手册

成人气道急救护理

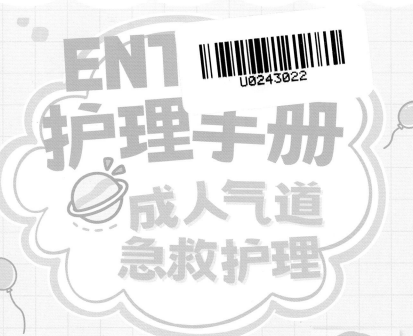

U0243022

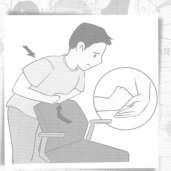

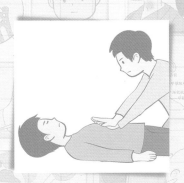

 中国出版集团有限公司

 世界图书出版公司
广州 · 上海 · 西安 · 北京

图书在版编目（CIP）数据

ENT 气道护理手册 / 张明，徐静，吴建芳主编 . -- 广州：世界图书出版广东有限公司，2023.11
ISBN 978-7-5232-0874-8

Ⅰ.① E… Ⅱ.①张… ②徐… ③吴… Ⅲ.①气管切开—护理—手册 Ⅳ.① R473.6-62

中国国家版本馆 CIP 数据核字（2023）第 201262 号

书　　名	ENT 气道护理手册
	ENT QIDAO HULI SHOUCE
主　　编	张　明　徐　静　吴建芳
策划编辑	曹桔方
责任编辑	黄庆妍
装帧设计	张乾坤
责任技编	刘上锦
出版发行	世界图书出版有限公司　世界图书出版广东有限公司
地　　址	广州市海珠区新港西路大江冲 25 号
邮　　编	510300
电　　话	020-84460408
网　　址	http://www.gdst.com.cn
邮　　箱	wpc_gdst@163.com
经　　销	各地新华书店
印　　刷	广州市德佳彩色印刷有限公司
开　　本	787 mm×1092 mm　1/32
印　　张	5
字　　数	104 千字
版　　次	2023 年 11 月第 1 版　2023 年 11 月第 1 次印刷
国际书号	ISBN 978-7-5232-0874-8
定　　价	55.00 元（全 5 册）

咨询、投稿：020-84460408　gdstcjf@126.com

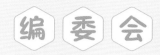

编委会

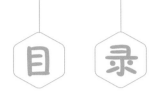

目　录

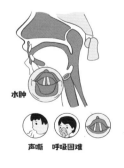

水肿

声嘶　呼吸困难

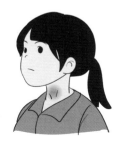

哪些常见原因需行气道急救？

 咽喉部哪些炎症性疾病容易导致气道梗阻？

咽是呼吸道和消化道上端的共同通道，上通鼻腔、口腔，下通喉腔，两侧与颈部大血管和神经毗邻；喉既是发音器官，也是呼吸的重要通道，上通喉咽，下连气管，是下呼吸道的门户。因此，咽喉部是维持人体正常呼吸的重要通道。当咽喉部遭到细菌、病毒等侵袭而引起肿胀时，会出现呼吸困难等症状，严重者甚至窒息死亡。

常见的咽喉部炎症性疾病有哪些？

1. 急性会厌炎

会厌是喉的一部分，主要功能是辅助说话、呼吸、进食。在呼吸的时候，会厌会向上将喉腔打开，保证正常的呼吸；而在吞咽时，会厌会向下，盖住喉入口，防止食物进入气道。因此，会厌的主要作用是防止食物进入气道，并且保证正常呼吸。

　　会厌可分为舌面和喉面，舌面组织疏松，感染时容易出现肿胀。当会厌遭受细菌或病毒袭击时，就会出现一种名叫急性会厌炎的疾病，它是一种危及生命的严重感染，可以引起气道梗阻，导致病人窒息死亡。成人及儿童均会患病，全年均可发生，但冬、春季节较多见。当患有急性会厌炎时（图1），会出现畏寒发热，体温会达到 38 ～ 39℃，如病人是老年和儿童，症状更重，可表现精神萎靡，面色苍白。同时我们的咽喉部会出现剧烈的疼痛，吞咽时加重，严重时连唾液都无法下咽，讲话时发声含糊不清。当会厌高度肿胀时，可以引起吸气性呼吸困难，此时需要立即给予气管插管或行气管切开，以保障正常的呼吸循环。所以当我们突发高热寒战、咽喉部剧烈疼痛等症状时，应立即就医，排除急性会厌炎，并给予相应的治疗。

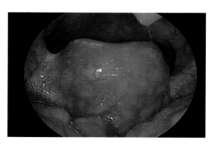

图 1　急性会厌炎喉镜照

2. 急性喉炎

急性喉炎是指以声门区为主的喉黏膜急性卡他性炎症，是儿科急症之一，好发于冬、春季，也是成人常见的一种急性呼吸道感染性疾病，小儿以 6 个月至 3 岁的为主，2 岁左右的多见。当喉部黏膜急性水肿的时候，有可能会造成气道阻塞，从而出现呼吸困难。严重时可以完全阻塞气道，造成病人窒息，甚至死亡。尤其对于年老体弱的病人，气道保护功能差，更应该注意加强看护，一旦出现喉炎，及时就诊。如为小儿，咳嗽起来"空空空"的，好像要把肺都咳出来似的，咳嗽声音像小狗叫一样。严重者可出现气喘，甚至失音，可伴有全身发热、全身不适等。急性喉炎多于夜间出现并加重，年轻的父母应时刻关注患儿病情变化，比如有无口鼻周围及指甲发青，患儿烦躁不安、出汗、呼吸费力、鼻翼翕动，睡眠中突然憋醒等，如不及时治疗，患儿会因呼吸循环衰竭甚至死亡。

3. 急性喉水肿

喉部松弛处黏膜下组织的水肿统称为喉水肿。发病原因主要有药物或食物过敏引起的变应性喉水肿、遗传性血管神经性喉水肿、咽部感染或颈部感染诱发的喉水肿、咽部外伤或其他疾病（心脏病、肾炎、肝硬化及甲状腺功能低下等）导致的喉水肿。喉水肿发病迅速，尤其是变应性、遗传性血管神经性喉水肿者发展快，常常在几分钟内发生喉喘鸣、声嘶、呼吸困难，甚至窒息，通常还会有喉部异物感及吞咽困难。对于发生重度喉梗阻者，应及时行气管切开术。因此，如果你是易过敏性体质或明确有某一食物或药物过敏者，应做到牢记致敏的食物或药物名称，并时刻远离过敏原。

4. 急性扁桃体炎

通常所说的"扁桃体"是指腭扁桃体，是位于口咽部扁桃体窝内的一对扁卵圆形的淋巴器官。此处是食物和呼吸气流的必经之路，因此，易遭受病毒和细菌的侵袭而发生炎症。扁桃体炎是一种很常见的咽部疾病，多发于儿童及青年，在春秋两季气温变化时最易发病，受凉、潮湿、过度劳累、烟酒、有害气体刺激、上呼吸道有慢性病灶存在等均可诱发本病（图2）。当急性扁桃体炎未及时治疗，发展成急性化脓性扁桃体炎时，常会出现畏寒、高热、头痛、食欲下降、乏力、全身不适、便秘等全身症状，而我们的咽喉部也会出现以剧烈咽痛为主，常放射至耳部，伴有吞咽困难的症状，扁桃体肿大明显的幼儿还可以出现呼吸困难。

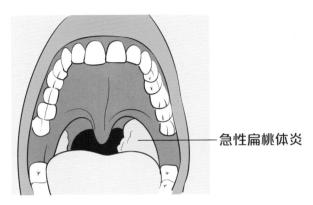

急性扁桃体炎

图 2 　急性扁桃体炎

 咽喉部哪些创伤性疾病容易导致气道梗阻？

1. 闭合性喉外伤

外界暴力（钝器）直接打击或挤压喉部，但颈部皮肤无伤口的喉外伤称为闭合性喉外伤。往往为撞伤、拳击伤、钝器打击伤、自缢或被他人扼伤所致。

发生闭合性喉外伤时，会有喉部疼痛或者压痛、声音嘶哑或失声；如果有黏膜损伤会有少量咯血，但如果损伤部位涉及软骨骨折或伤及大血管时，可能会出现比较严重的咯血；当损伤的黏膜发生严重肿胀或出现血肿、环状软骨弓骨折及损伤双侧喉返神经时会引起呼吸困难，更严重的会引起窒息（图3）。

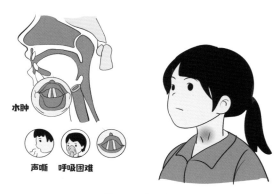

图3　喉外伤

2. 开放性喉外伤

开放性喉外伤包括喉切割伤、刺伤及火器伤。创伤可能累及喉的软骨、黏膜等。如果外伤直接贯通喉腔，则称为贯通性喉外伤，此类外伤常累及颈部大血管，引起大出血。

这类外伤往往是在斗殴、自杀、交通意外或爆炸中喉部被玻璃或锐物刺伤导致。一旦发生开放性喉外伤，会立即出现出血症状，出血严重时会引起休克，若伤及颈动脉等主要血管时，伤者常因出血凶猛来不及救治而死亡。之后，伤者会出现呼吸困难的症状，其原因是血液流入气管引起窒息，还有一部分引起窒息的原因是喉部软骨骨折或喉腔黏膜肿胀或血肿造成的喉腔变窄。

3. 双侧喉返神经的损伤或麻痹

喉返神经是喉的运动神经之一，主要支配喉内肌群的运动，又因为其主要支配声带的内收和外展运动（图4）。所以单侧喉返神经损伤或麻痹时往往会表现为不同程度的声音嘶哑，可伴有呛咳、误吸；当

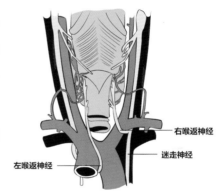

右喉返神经
迷走神经
左喉返神经

图 4　喉返神经结构图

双侧喉返神经发生损伤或麻痹时，主要会出现以呼吸困难为主的症状，伴有声音嘶哑、呛咳（图5）。导致喉返神经损伤或麻痹的原因较多，最常见的病因主要为中枢性和外周性两类。中枢性喉返神经损伤常为脑出血、脑外伤、帕金森病及延髓肿瘤等疾病导致的神经颅内段受损。外周性喉返神经损伤按病因主要可分为三类：外伤、肿瘤及炎症。颅底

骨折、颈部外伤、医源性外伤（如甲状腺手术、胸腔纵膈手术、侧颅底颈部手术等）是导致外伤性喉返神经损伤的主要原因；鼻咽癌、颈部转移性癌、甲状腺肿瘤、颈动脉体瘤等压迫或侵犯喉返神经是肿瘤导致喉返神经损伤的主要原因；白喉、流感等传染病，重金属中毒、风湿病、麻疹、梅毒等均可能导致喉返神经周围神经炎。

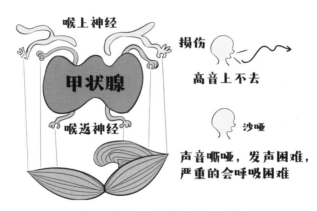

图 5　喉返神经损伤后的症状

4. 喉气管狭窄

喉气管狭窄是指喉气管软组织和软骨支架结构的损伤、缺失使得喉气管腔内发生畸形、缩窄性病变、瘢痕肉芽形成，临床上出现憋喘、呼吸困难等症状的一种疾病（图6）。它是耳鼻咽喉头颈外科较为常见、治疗难度较大的一类疾病，该病发病率逐年上升。

　　成人喉气管狭窄常是后天造成的，如医源性喉气管损伤、喉气管外伤（常见的是喉气管钝挫伤和穿透性损伤）、感染、免疫等因素。医源性喉气管损伤中常见的原因有喉气管良恶性肿瘤切除术后、喉气管炎症、气管插管或切开、拔管后并发症等。其中气管插管及气管切开是主要因素，因气管套管对黏膜的持续压迫，可使动脉血流减少甚至中断造成局部黏膜坏死瘢痕化而形成喉气管狭窄，尤其是管径较粗的气管导管可明显增加喉气管狭窄的发生率，对肥胖病人来说发生概率更大。

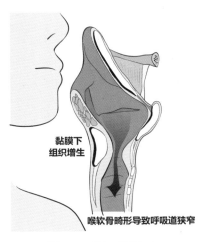

黏膜下
组织增生

喉软骨畸形导致呼吸道狭窄

图6　喉气管狭窄

喉气管狭窄依据其发生狭窄的部位不同，可分为声门上狭窄、声门区狭窄、声门下狭窄以及联合狭窄。其中以声门下狭窄最为常见，约占全部喉气管狭窄的 50%。喉气管狭窄病人主要临床表现为不同程度的呼吸困难、发音及吞咽异常。一般而言，声门上狭窄发生呼吸困难的程度较轻，声门及声门下狭窄表现为较重的呼吸困难，如喉癌术后喉气管狭窄主要表现为喉腔缩小、呼吸功能障碍，可导致病人呼吸困难、咳嗽、喉喘鸣、声音嘶哑等，重者可导致病人窒息、发绀等，需要气道急救。

 咽喉部哪些肿瘤性疾病容易导致气道梗阻？

喉气管肿瘤或占位是引起气道梗阻的重要原因。主要包括气道内本身的肿瘤、气道邻近部位有肿瘤扩张生长浸润气道，如食道肿瘤、喉肿瘤、甲状腺肿瘤，相邻部位肿瘤病变（如纵膈恶性肿瘤或癌症相关淋巴结病）压迫气道、其他部位的肿瘤转移浸润到支气管腔内（如肾肿瘤、乳腺肿瘤等）。临床大量研究证实继发性气道内肿瘤常侵犯主气管与左支气管。喉乳头状瘤、喉癌等喉部肿瘤因疾病的进展会出现不同程度的呼吸困难，当肿瘤原因导致气管梗阻面积超过 50% 时，病人会出现咳嗽、喘息、呼吸困难等症状，严重时甚至危及生命。

喉气管肿瘤的发病原因各不相同，大多病因仍不明确，流行病学资料证实与吸烟、饮酒、空气污染、病毒感染、环境、职业因素、电离辐射、微量元素缺乏、激素代谢紊乱、遗传和基因改变等因素有关，常是多种致病因素协同作用的结果。

发生气道梗阻后，该如何处置？

 发生气道梗阻时，呼吸困难的分度

通常根据病情轻重，将呼吸困难分为 4 度：

Ⅰ度：安静时无呼吸困难。活动或哭闹时有轻度吸气性呼吸困难，稍有吸气性喉喘鸣及吸气性胸廓周围软组织凹陷。

Ⅱ度：安静时也有轻度吸气性呼吸困难、吸气性喉喘鸣和吸气性胸廓周围软组织凹陷，活动时加重，但不影响睡眠和进食，无烦躁不安等缺氧症状。脉搏尚正常。

Ⅲ度：吸气性呼吸困难明显，喉喘鸣声较响，吸气性胸廓周围软组织凹陷显著，出现胸骨上窝、锁骨上窝、上腹部或胸骨剑突下、肋间隙在吸气时向内凹陷，临床称"四凹征"（图7），并出现缺氧症状，伴有烦躁不安、不易入睡、不愿进食、脉搏加快等症状。

Ⅳ度：呼吸极度困难。坐卧不安，手足乱动，出冷汗，面色苍白或发绀，定向力丧失，心律不齐，脉搏细速，昏迷、大小便失禁等。若不及时抢救，则可因窒息导致呼吸心跳停止而死亡。

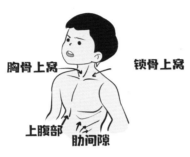

胸骨上窝　　　　　锁骨上窝

上腹部　　肋间隙

图 7　四凹征

发生气道梗阻后的治疗方法

对于发生气道梗阻出现呼吸困难的病人，抢救必须争分夺秒，因地制宜，迅速解除气道梗阻，以免造成窒息或心力衰竭。根据其病因及呼吸困难的程度，采用药物或手术治疗，详见如下：

Ⅰ度：明确病因，积极进行病因治疗。如由炎症引起，使用足量抗生素和糖皮质激素。为喉狭窄导致的，则需及时纠正狭窄，如行气管支架置入术等。

Ⅱ度：首先应纠正病人组织缺氧，给予一定量的氧气，常用的方法有鼻导管吸氧、面罩给氧等（图8）。床旁准备好气道抢救用物。对于病情稳定或趋于稳定病人，应评估气道梗阻的类型和程度，根据病因进行针对性治疗。如因炎症引起者，用足量有效的抗生素和糖皮质激素，大多可避免气管切开术。若为异物，应尽快取出；如喉肿瘤、喉外伤、双侧声带麻痹等疾病在第一时间不能去除病因者，可考虑做气管切开术。

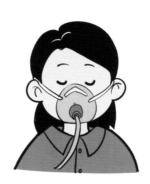

图8　面罩给氧

Ⅲ度：及时纠正病人缺氧状态予以氧气吸入，再根据病因进行特异性治疗。由炎症引起且呼吸困难时间较短者，在密切观察下可积极使用药物治疗，并做好气管切开术的准备。若药物治疗未见好转，全身情况较差时，宜及早行气管切开术。若为肿瘤，则应先做气管切开术，等病人病情稳定后，需按照肿瘤治疗标准进行相应的治疗，如手术切除、放化疗、靶向治疗等。

Ⅳ度：立即纠正病人缺氧状态给予氧气吸入。对于严重的上气道近端梗阻病人，首选紧急环甲膜切开术或气管切开术（图9）。待呼吸窘迫解除后，根据病因进行特异性根治性治疗。

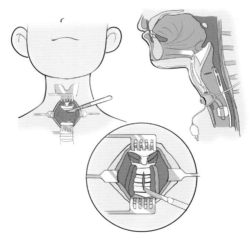

图9　气管切开术

若居家期间出现气喘、呼吸困难等症状应立即就医，根据病情立即给予对症处理，避免危及生命的情况出现。

成人气道异物梗阻的紧急救治方法

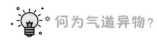 **何为气道异物？**

气管、支气管异物是最常见的危重急诊之一，若不及时治疗处理会发生急性上呼吸道梗阻，导致窒息及心肺并发症而危及生命。异物在气道内，因阻塞的程度不同，可导致肺不张、阻塞性肺气肿、气胸、纵隔气肿等病症。根据异物的来源可分为内源性异物和外源性异物，内源性异物可理解为人体自体产生的异物，如呼吸道内痰痂、血块等，外源性异物一般指外界物质误入气道，如坚果、铁钉、小玩具、笔帽等。

气道异物常见的原因有哪些？

气道异物常发生于 5 岁以下的儿童，偶见于成人，导致气道异物发生常见的病因（图 10）：

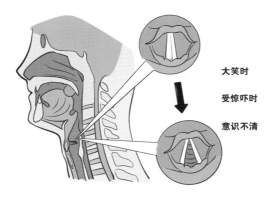

大笑时

受惊吓时

意识不清

图 10　发生气道异物的常见原因

（1）老年人因吞咽反射和咳嗽反射都有一定的功能退化。在进食或口中含物时，若同时伴有说话、咳嗽、情绪激动等情况时均容易造成异物进入气道。

（2）处于全身麻醉、昏迷、醉酒等状态的病人，由于咽反射迟钝，吞咽功能不全，容易将口咽部的异物，如呕吐物、活动的假牙等误吸入气道。

（3）在玩耍或工作时，将玩具、钉子、针或纽扣等含于口中，遇到外来刺激或突然说话等情况时误吸入气道。

（4）鼻腔或口咽部异物在取出过程中发生异物位置变动，将异物误吸入气道。

（5）特殊人群的主观行为，有意或无意将异物送入口腔而误吸入气道，如精神病病人、企图自杀者。

（6）食管内长期存留尖锐异物也可形成气管食管瘘及气道异物。

成人气道异物时的临床表现有哪些？

气道异物梗阻的特殊表现：出于人类的本能反应，病人常常不由自主地将手呈"V"字状紧贴在颈前喉部，表情痛苦（图11），这是国际通用的食物和异物卡喉的征象。

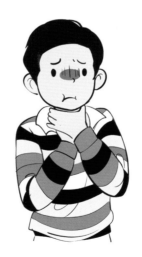

图 11　"V"形手势

根据异物在气道内阻塞程度的不同，分为以下两种情况：

（1）不完全气道梗阻：病人可以咳嗽或咳嗽无力、喘气、呼吸困难，吸气时可以听到异物冲击的高调声音，皮肤、指甲甲床、口唇、面色呈青紫色。

（2）气道完全梗阻：病人很快发生窒息、意识丧失、肢体抽搐、呼吸心跳停止。

成人气道异物（气道完全梗阻）紧急救治方法？

（1）用手指或其他工具取出口中异物，但应注意不要将其推入气道更深处。

（2）海姆立克急救法（Heimlich 法）是利用突然冲击腹部的压力，使膈肌抬高，肺部残留空气形成一股向上的气流，以其冲击性将异物排出的一种方法。

① 立位腹部冲击法：本法适用于成年清醒者。施救者站在病人的背后，用两手环绕病人的腰部；一手握空心拳，将拇指侧顶住病人腹部正中肚脐两指处、剑突下方；用另一只手抓住拳头，快速向内、向上挤压冲击病人的腹部；约每秒一次，直至异物排出或病人失去反应（图 12）。

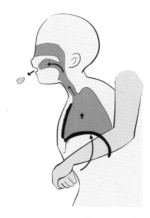

图 12　立位腹部冲击法

② 仰卧位腹部冲击法：本法适用于成年昏迷者。病人平卧，施救者面对病人，骑跨在病人的髋部；一手放于另一只手上，将下面一手的掌根放在胸廓下脐上的腹部，用身体重量快速冲击病人的腹部，直至异物排出（图 13）。

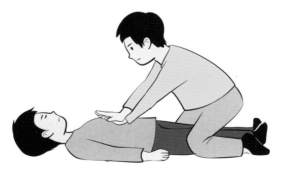

图 13　仰卧位腹部冲击法

③ 自救腹部冲击：一手握拳头，另一只手抓住该手，快速冲击腹部；或用圆角、椅背快速挤压腹部（图 14）。在这种情况下，任何钝角物品都可以来挤压腹部，使阻塞物排出。

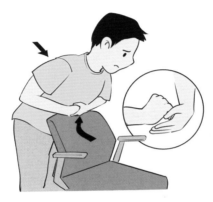

图 14　自救腹部冲击法

若以上方法不能将气道异物排出，应争分夺秒立即前往医院处理。

上气道梗阻的哪些症状
不可忽视？

气道梗阻是指因哮喘、异物、肿瘤、慢性阻塞性肺疾病等原因导致气道发生狭窄或阻塞，呼吸时发生气流受阻的病症。气道梗阻分为上气道梗阻和下气道梗阻。上气道梗阻通常是指气管隆突以上的管腔发生阻塞，主要包括鼻、咽、喉以及部分气管。下气道梗阻通常是指气管隆突以下的管腔发生阻塞，主要是部分气管以及支气管、肺部等。

 上气道梗阻的症状有哪些？

1. 吸气性呼吸困难

吸气性呼吸困难主要表现为吸气费力，吸气时间延长，吸气时空气不易进入肺内，此时胸腔内负压增加，出现四凹征（图7）。常见于喉部发生阻塞性病变者，如先天性喉畸形、喉部炎症、喉水肿、喉肿瘤等。

2. 喘鸣

喘鸣是由于喉或气管发生梗阻，病人用力呼吸，气流通过喉或气管狭窄处发出的特殊声音。引起喘鸣的常见原因包括先天性喉喘鸣、喉部急性炎症、喉肌痉挛等。

3. 吞咽困难

指吞咽费力，食物在通过口、咽和食管时有梗阻感，吞咽时间延长甚至不能咽下食物（图 15）。大致可分为 3 种情况。①功能障碍性：凡导致咽痛的疾病均会引起吞咽困难；②梗阻性：因咽喉部肿瘤、食管狭窄、食管肿瘤、咽喉部和食管手术后、扁桃体过度肥大，妨碍咽下食物；③麻痹性：因中枢性病变或周围性神经炎引起咽肌麻痹。吞咽困难严重

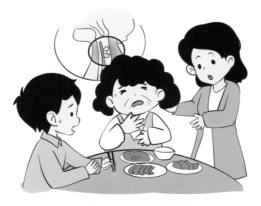

图 15　吞咽困难

者常处于饥饿消瘦状态，而引发机体营养不良。吞咽困难病人也容易发生误吸，导致窒息或吸入性肺炎而危及生命。

4. 打鼾

指睡眠时因软腭、悬雍垂、舌根等处软组织随呼吸气流颤动而产生节律性声音。各种病变造成的上呼吸道狭窄，均可引起打鼾，如扁桃体肥大、呼吸睡眠暂停综合征等（图 16）。

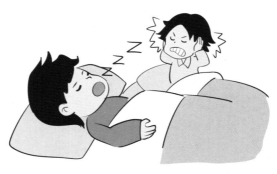

图 16　打鼾

上气道梗阻哪些症状容易被忽视？

1. 打鼾

多数情况下，大部分人认为打鼾是一种正常的现象，而忽视了其隐匿的危害性。若睡眠中打鼾，且随年龄和体重的增加逐渐加重，呈间歇性，有反复的呼吸停止的现象，严重者夜间有时或经常憋醒，甚至不能平卧睡眠，可通过多导睡眠监测等检查来诊断是否发生阻塞性睡眠呼吸暂停低通气综合征（OSAHS）。OSAHS 会导致白天嗜睡，轻者表现为轻度困倦、乏力，对工作生活无明显影响，重者在讲话、驾驶过程中出现入睡现象，情绪紊乱，记忆力减退，注意力不集中，性格怪僻，行为怪异等（图 17）。还会引起心血管系统和呼吸系统的继发症状，如心律失常、心绞痛、慢性阻塞性肺疾病等。

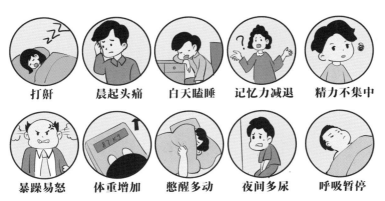

|打鼾|晨起头痛|白天瞌睡|记忆力减退|精力不集中|
|暴躁易怒|体重增加|憋醒多动|夜间多尿|呼吸暂停|

图 17　阻塞性睡眠呼吸暂停低通气
综合征（OSAHS）表现

2. 咽痛、喉痛

咽痛和喉痛是咽喉科疾病的常见症状（图18）。许多人会将咽喉痛当作上呼吸道疾病出现的正常现象而不予重视。如上文所述的急性扁桃体炎、急性会厌炎等疾病，在疾病感染期会出现疼痛，若未重视会引起上气道梗阻，严重者可导致死亡。

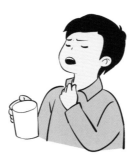

图18　咽痛、喉痛

3. 声音嘶哑

声音嘶哑是喉部疾病最常见的症状，表示声带发生了病变。常见原因主要是声带炎症、息肉、肿瘤以及控制声带运动的神经受损、癔症等。如上文所述的双侧喉返神经损伤 / 麻痹会导致不同程度的声音嘶哑，若未对症治疗则会忽略声带麻痹的发生，疾病呈进行性加重发生呼吸困难导致死亡。

　　上气道梗阻的早期症状会与人体发生上呼吸道感染等疾病的症状相类似而导致误诊或漏诊，大多数人群在家中常备消炎止痛等药物，出现相应症状时会选择自行服药，若发现自行服用的药物对疾病未有改善，应及时前往医院就诊（图19）。

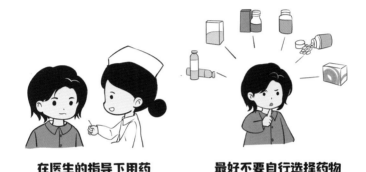

在医生的指导下用药　　　**最好不要自行选择药物**

图 19　规范用药

后 记

正常的通气功能对维持人体内环境的稳定有着重要作用。如因各种原因使得气道通畅性受阻或通气功能异常，除了为病人提供及时、有效的医疗处置外，还须对病人进行相关的气道护理。

本套书围绕耳鼻喉科气道护理展开，根据不同主题内容分为五册，包括小儿和成人气道急救护理、气管切开病人的气道护理、喉切除术围手术期及居家护理，力求为病人及其家属提供在院前急救、治疗和康复过程中关于气道护理的合理有效的处置措施。

本套书由来自复旦大学附属眼耳鼻喉科医院、华中科技大学同济医学院附属协和医院、首都医科大学附属北京同仁医院、中南大学湘雅三医院、山东省立医院等全国九家医院的耳鼻喉科医护领域的 30 多位专家共同编写。由于编者水平所限，不足之处难免，请广大读者不吝赐教，提出宝贵意见。

本套书为科普读物，适合普通大众、气管切开与喉切除病人及其家属阅读，也适合耳鼻喉科护士阅读和参考。

张 明 徐 静 吴建芳

2023 年 8 月于上海